AF319143

ÉTUDE

SUR

L'ANESTHÉSIE LOCALE

DANS SES APPLICATIONS A L'ART DENTAIRE

OU

MOYEN DE SUPPRIMER LA DOULEUR

DANS L'EXTRACTION DES DENTS AUSSI BIEN QUE DANS L'ODONTALGIE

Par M. J.-B. GEORGE

Dentiste à Paris.

Mémoire présenté à l'Académie de médecine dans la séance du 9 décembre 1856. — Commission d'examen : MM. Oudet et Malgaigne, rapporteur.

L'anesthésie locale par la méthode du froid
n'a jamais d'inconvénients.

———◇———

PARIS

CHEZ LABÉ, LIBRAIRE DE LA FACULTÉ DE MÉDECINE

ET CHEZ L'AUTEUR, RUE DE RIVOLI, 224.

—

1857

BIBLIOTHÈQUE IMPÉRIALE

APPAREIL DE M. GEORGE

POUR PRODUIRE L'ANESTHÉSIE LOCALE

AVANT L'EXTRACTION DES DENTS

présenté à l'Académie impériale de médecine.

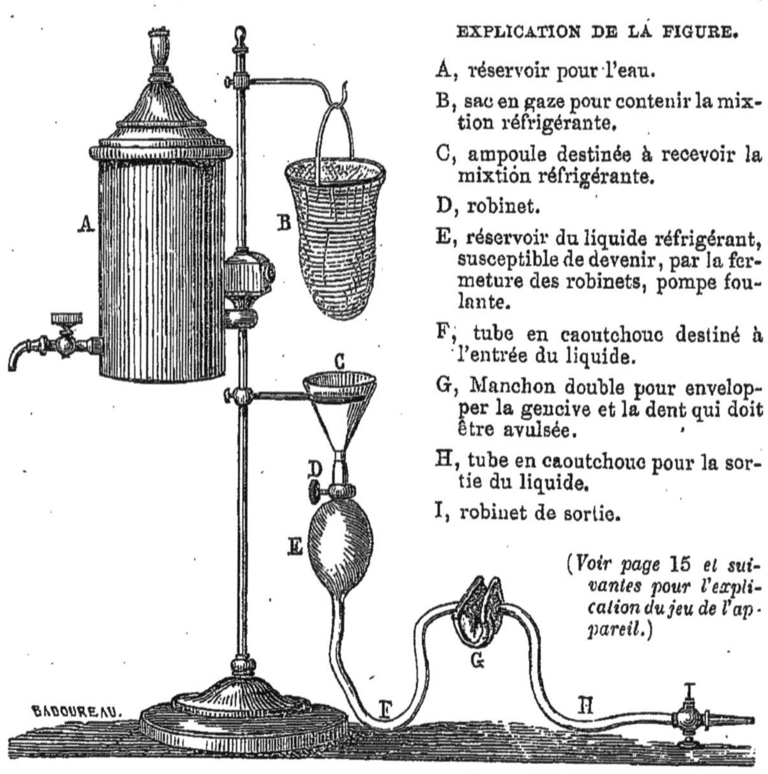

EXPLICATION DE LA FIGURE.

A, réservoir pour l'eau.

B, sac en gaze pour contenir la mixtion réfrigérante.

C, ampoule destinée à recevoir la mixtion réfrigérante.

D, robinet.

E, réservoir du liquide réfrigérant, susceptible de devenir, par la fermeture des robinets, pompe foulante.

F, tube en caoutchouc destiné à l'entrée du liquide.

G, Manchon double pour envelopper la gencive et la dent qui doit être avulsée.

H, tube en caoutchouc pour la sortie du liquide.

I, robinet de sortie.

(Voir page 15 et suivantes pour l'explication du jeu de l'appareil.)

ACADÉMIE DE MÉDECINE.

Séance du 9 décembre.

Avulsion des dents. — Anesthésie locale.

M. J.-B. George, dentiste, présente un appareil fort simple au moyen duquel, à l'aide d'un mélange réfrigérant, il produit l'anesthésie de la gencive avant l'avulsion des dents malades.

Le mélange employé est formé de glace et de sel par parties
égales.

L'appareil se compose :

1° D'un double manchon en caoutchouc, lequel enveloppe la dent ;
ce manchon se fixe sur la gencive à l'aide d'un ressort indépendant ;

2° De deux tubes également en caoutchouc : l'un, servant à faire
arriver le liquide réfrigérant dans le manchon, est muni à son extrémité d'une poche faisant office de réservoir et susceptible, lors de la
fermeture des deux robinets placés aux extrémités de l'instrument,
de devenir pompe foulante, et de forcer le liquide à remplir toute la
cavité du manchon ; l'autre sert à donner issue au liquide aussitôt
qu'il commence à s'échauffer par son séjour dans la cavité buccale.

Le temps nécessaire pour obtenir l'engourdissement de la dent
varie entre trois et cinq minutes. Pour épargner au malade toute
sensation désagréable de froid, on fait passer dans l'instrument, au
commencement de l'opération, un courant d'eau qu'on refroidit ensuite graduellement.

L'instrument a été inspiré à M. George par les recherches de
M. Velpeau sur l'action anesthésique du froid. L'auteur déclare
l'avoir employé pendant deux mois avec un succès satisfaisant. Son
entière innocuité est évidente.

L'appareil de M. George est soumis à l'examen d'une commission
composée de MM. Oudet et Malgaigne, rapporteur.

ÉTUDE

SUR

L'ANESTHÉSIE LOCALE

APPLIQUÉE A L'ART DENTAIRE.

CHAPITRE PREMIER.

Coup d'œil historique sur l'anesthésie en médecine.

Depuis les temps les plus reculés, la médecine a dû chercher sans cesse les moyens à l'aide desquels l'art pourrait préserver l'homme de la douleur, soit dans les maladies, soit dans les opérations chirurgicales ; mais c'est surtout de nos jours que ces recherches ont produit leur véritable résultat.

Les moyens de supprimer la sensibilité chez l'homme se sont en effet multipliés jusqu'au point de constituer une branche de la science médicale sous le nom d'*Anesthésiologie*, du mot anesthésie, pris du grec *aisthanomai*, sentir, et de *a* privatif, qui signifie privation de sentiment ou de sensibilité et par conséquent de douleur (1).

§ I.

C'est en cherchant l'anesthésie locale qu'on trouva l'anesthésie générale.

Les médecins de l'antiquité avaient pensé qu'il était bien plus facile d'obtenir l'insensibilité d'une partie du corps que l'insensibilité du corps tout entier; du moins leurs tentatives se rapportent à cette manière de voir, et l'anesthésie locale semble plutôt le but de leurs recherches que l'anesthésie générale.

La nature avait fourni elle-même les exemples de cette insensibilité d'une portion de l'organisme dans plusieurs circonstances ou accidents de la vie. Ainsi, on avait observé qu'un coup brusquement frappé sur un membre, lorsqu'il portait notamment sur le trajet du nerf, pouvait suspendre pour un temps plus ou moins long le sentiment dans les extrémités de ce membre; on avait remarqué aussi que la compression des tissus, des vaisseaux de la circulation et des filets nerveux, avait à peu près le même effet; enfin, le froid et la congélation des chairs avaient fourni à l'observateur des exemples d'engourdissement des pieds et des mains qui pouvaient donner l'idée de l'anesthésie locale à reproduire par l'art.

La science ajoutait à ces faits ceux que la médecine

(1) Le mot *anesthésie* a été écrit pour la première fois, dans nos temps modernes, par *Detharding*, professeur de médecine à Copenhague, qui fit un mémoire sous ce titre : *De Anesthesiá*.

avait déjà utilisés, au moyen des médicaments appelés *nar-cotiques* et *stupéfiants*. Comme ils produisaient ces effets sur l'organisme, on pensa avec raison qu'ils pourraient les produire sur des points douloureux ou sur les parties destinées à subir quelques opérations de chirurgie.

Sans parler de la *pierre de Memphis*, dont la poudre, au rapport de Pline, produisait l'effet anesthésique local, nous savons que plus près des temps modernes, on appliquait, avec des succès bien douteux, l'opium, la jusquiame, la mandragore, la ciguë, la laitue vireuse, la morelle, etc., sur les surfaces à opérer afin d'y amener la narcotisation.

Quand on étudie donc la pratique des médecins sur l'anesthésie locale jusqu'à nous, on trouve qu'on peut la résumer en ces trois points :

1º L'engourdissement des parties par contusion ou par un froid plus ou moins intense;

2º La narcotisation au moyen de substances ayant la propriété de produire cet état dans le corps tout entier;

3º Enfin, la compression des nerfs, préconisée, en Angleterre, par Jacques Moore, et protégée après lui par Bell et Hunter. Nous rangeons sous le même titre la compression des veines et des artères dans le même but.

§ II.

Découverte de l'éthérisation.

La science en était encore là en 1846, lorsque M. le docteur Jackson, d'Amérique, fit, en cherchant l'anesthésie locale sans doute, la découverte de l'*éthérisation*, qui est l'anesthésie générale elle-même.

Jackson, comme on le sait, communiqua les faits de son expérience personnelle à M. Morton (1), dentiste à Boston, lequel, en considération des applications heureuses qu'il en fit dans son art, et aussi de l'invention du premier appareil des inhalations éthérées, mérite de partager l'honneur de la découverte avec l'inventeur lui-même.

A la fin de l'année 1847, M. Flourens, ayant déjà constaté l'effet des inspirations du chloroforme sur la sensibilité des animaux, et M. le professeur Simpson, d'Édimbourg, l'ayant mis en pratique dans les accouchements, le chloroforme marqua un progrès notable dans la science de l'anesthésie.

CHAPITRE II.

Recherches spéciales de l'anesthésie localisée.

Lorsque l'admiration de cette découverte fut passée, les esprits, tout occupés de l'anesthésie générale, revinrent à l'idée de produire l'insensibilité locale qui était le point de départ de la médecine.

Fallait-il endormir totalement un malade pour lui pratiquer une petite opération? Sur cette question, le chirur-

(1) Les études de M. Jackson remontent à l'année 1840; il en adressa le résultat à l'Institut de France au mois de novembre 1846, après les épreuves publiquement faites à Boston, par M. Morton, le 17 octobre de la même année. Le 17 décembre 1846, des expériences furent faites à Londres, et M. Malgaigne les répéta à Paris en janvier 1847.

gien était du même avis que le malade : tous les deux devaient préférer une méthode qui n'aurait endormi que la partie sur laquelle devait avoir lieu l'opération. En un mot, l'anesthésie locale revint à l'ordre du jour ; d'abord elle n'avait aucun des inconvénients terribles de la chloroformisation totale, et ensuite les occasions de l'appliquer étaient bien plus fréquentes cent fois dans la pratique. Un abcès à percer, un panaris à inciser, un ongle à arracher, une dent à extraire, toutes ces opérations néanmoins fort douloureuses faisaient désirer qu'on pût produire l'insensibilité de l'organe sur lequel elles devaient s'effectuer.

On n'a pas oublié le bruit que firent les journaux, il y a quatre ans, à propos de l'appareil de M. le docteur Hardy, de Dublin. Cet appareil consiste en un système de soufflet qui évapore le chloroforme et le souffle en cet état sur la partie qu'on veut rendre insensible.

Les expériences de M. Hardy furent répétées aussitôt dans tous les hôpitaux de la France et de l'étranger ; partout le coup de bistouri fut précédé des insufflations du chloroforme ; cependant, sans qu'aucune raison pût expliquer les insuccès, l'insensibilité ne répondit pas toujours aux soins de l'opération. On varia les applications topiques, on essaya tous les agents, depuis la liqueur des Hollandais jusqu'à l'éther chlorhydrique chloré de M. Mialhe, l'attente fut trop souvent trompée et l'usage des substances trop sujet à précautions pour qu'on insistât sur ces moyens ; il fallut les abandonner.

En 1850, M. le professeur Velpeau, dont la prudence chirurgicale est connue, avait renouvelé l'idée d'une méthode que les nouveaux anesthésiques avaient fait négliger; nous voulons parler de l'emploi du froid.

Il s'agissait, dans le cas présent, de l'opération douloureuse qui consiste à arracher l'ongle dans la maladie connue sous le nom d'*ongle incarné*.

Le journal *l'Union médicale*, qui publia l'observation de ce fait, nous enseigne que M. Velpeau produisit le froid local au moyen d'un mélange de deux parties de glace et d'une partie de sel marin appliqué en topique sur le point à opérer. Voici les conclusions de l'éminent chirurgien à propos de cette méthode :

« 1° Le mélange ci-dessus amène l'anesthésie complète
« des surfaces par le simple contact;

« 2° L'insensibilité peut atteindre les parties profondes
« de l'organe;

« 3° L'insensibilité arrive au bout de quelques minutes,
« deux ou trois, rarement au bout de quatre;

« 4° La durée de cette insensibilité locale est d'environ
« deux ou trois minutes; elle peut durer davantage si le
« contact du mélange est prolongé ou répété. »

Du reste, cette méthode d'anesthésie locale n'a jamais d'inconvénients.

§ 1.

Les agents d'anesthésie locale n'agissent principalement que par le froid.

Depuis cette époque, M. Velpeau a mis à l'essai tous les moyens recommandés à mesure qu'on les signalait dans la science, mais il revient de préférence à la méthode qui lui semble réunir la constance d'action avec la facilité d'application, c'est-à-dire, à la méthode par la réfrigération ou par le froid local.

Du reste, aujourd'hui l'explication qu'on donne de l'action des substances éthérées sur la sensibilité organique est d'accord avec la méthode réfrigérante. Ne sait-on pas, en effet, que le froid produit par l'évaporation du chloroforme sur les surfaces est la cause principale de l'insensibilité qui s'y produit? D'où vient que les substances employées sont ordinairement de nature volatile? N'est-il pas d'observation que l'anesthésie sera d'autant plus durable et profonde que l'évaporation aura été plus intense sur la partie?

De toutes ces raisons, on peut conclure donc que c'est à l'évaporation, et au refroidissement qui en est la conséquence, que les liquides employés pour l'anesthésie locale produisent l'effet voulu sur l'organe.

S'il en est ainsi, M. Velpeau a raison de préférer l'emploi de la glace à tous les moyens qu'on a proposés. D'abord, comme il le dit lui-même, parce que le froid ainsi produit n'a jamais d'inconvénient et encore moins de danger; ensuite, parce que l'insensibilité est plus facile à obtenir; et, enfin, parce qu'elle est plus constante, plus profonde et plus durable qu'on ne saurait l'effectuer avec l'éther et le chloroforme. Enfin, il est constaté par les faits comparatifs, que l'anesthésie par les éthers n'atteint les parties sous-jacentes que lorsque la peau est dénudée de son épiderme, ce qui ne se rencontre pas dans la majorité des cas.

L'histoire de l'anesthésie locale ou localisée nous démontre donc avec évidence que, de toutes les méthodes proposées pour produire l'insensibilité d'une partie du corps de l'homme en vue d'une opération chirurgicale, celle de M. Velpeau, c'est-à-dire celle de la réfrigération par la glace, est encore la plus commode, la plus sûre et la moins sujette aux accidents fâcheux.

CHAPITRE III.

L'anesthésie locale introduite dans la chirurgie dentaire.

L'art du dentiste a pris de nos jours, en France, l'importance qui lui est acquise depuis longtemps dans les pays étrangers, cela devait être. Il appartenait à l'une des premières nations du monde civilisé d'estimer à sa juste valeur l'étude qui a pour objet l'intégrité de la bouche de l'homme, dont toute dégradation est à la fois une infirmité individuelle et sociale.

D'ailleurs, nous l'avons vu ; si l'anesthésie appartient à Jackson comme découverte, elle appartient à notre confrère Morton pour les perfectionnements de sa première application. C'est à ce titre que nous croyons avoir le droit d'apporter ici le tribut spécial de nos recherches, et de faire connaître le résultat des comparaisons que nous avons faites des diverses méthodes proposées pour l'avulsion des dents sans douleur.

§ I.

Préférence raisonnée de l'anesthésie locale pour notre art.

La première question qui se présente au chirurgien-dentiste sur ce sujet est de savoir :

Si l'anesthésie générale, telle que la pratiquait Morton, et telle que la pratiquent encore plusieurs de nos confrères, doit être maintenue et préférée à l'anesthésie locale, qui consiste seulement à engourdir la sensibilité de la gencive dans laquelle est implantée la dent à extraire.

Nous ne craignons pas de l'affirmer, cette question est résolue : le dentiste et le patient sont unanimes, en présence des accidents terribles que peut occasionner l'anesthésie générale par l'éther ou le chloroforme, pour demander à notre art une autre méthode qui ait moins de danger. L'homme, et c'est un instinct de sa nature, ne redoute rien tant que la perte de son intelligence, même momentanée : il tient, si on peut s'exprimer ainsi, à assister à toutes les opérations qu'on fait sur sa personne. Le dentiste, de son côté, ne se décide jamais qu'en tremblant à anéantir la sensibilité générale lorsqu'il n'aurait besoin que de supprimer la sensibilité d'une petite partie du corps humain, celle d'une portion de la gencive. Le dentiste, dis-je, n'aime pas à opérer sur un homme qui est dans un état assez semblable à la mort ; il préfère opérer sur un sujet qui crie et se défend. De là le petit nombre de dentistes qui ont adopté l'emploi des anesthésiques, et cependant il y aurait accord entre l'opérateur et le sujet pour éviter la douleur.

La conclusion de cette première question est donc celle-ci : L'opération de l'avulsion d'une dent ne comporte point l'anesthésie générale, mais elle réclame de l'art la découverte d'une anesthésie localisée, qui rende insensible seulement la partie sur laquelle doit porter l'instrument de l'opérateur.

§ II.

Préférence de l'anesthésie locale par la glace.

La deuxième question, qui est plus immédiate, se pose ainsi :

Laquelle entre toutes ces méthodes proposées pour l'anesthésie locale est la plus rationnelle et la mieux appropriée à l'art du dentiste?

En parlant ci-devant de quelques-unes de ces méthodes, nous n'avons pas cru devoir les signaler toutes : il nous a semblé plus convenable à notre sujet de n'insister que sur celles qui ont eu du retentissement, et sur celles que l'on a voulu produire avec les substances mêmes qui servaient à l'anesthésie générale.

Eh bien, ces méthodes nous eussent paru peu applicables dans notre art, quand même elles auraient eu des résultats constants. Il ne faut pas oublier que nous avons à opérer dans la bouche, et que toute vapeur d'éther ou de chloroforme dans cette cavité risque d'amener l'éthérisation générale, ce que nous voulons éviter.

Quant aux injections ou applications narcotiques ou stupéfiantes, dont les substances sont ordinairement des poisons très-actifs, il est certain qu'elles doivent être exclues par nous du nombre des moyens à mettre en usage.

Remarquons que pour produire l'anesthésie locale, on

dut choisir les substances les plus violentes, par la raison
bien facile à comprendre, que, pour agir sur les surfaces
cutanées ou muqueuses, il faut plus de puissance que pour
agir sur les bronches, au centre même de l'hématose et
de la respiration.

Ainsi, en supposant que les méthodes par l'emploi des
éthers et des poisons stupéfiants fussent très-bonnes pour
toutes les parties du corps, elles devraient être mises de
côté, lorsqu'il s'agit de les exercer dans la bouche pour
l'extraction d'une dent.

Restent les méthodes par la compression des nerfs ou
des vaisseaux de la circulation; mais il est évident qu'elles
ne sauraient avoir leur application pour le cas qui fait ici
l'objet de notre étude. Nous les négligerons donc et, sans
perdre plus de temps à la comparaison, nous croirons bien
faire d'exprimer aussitôt notre préférence pour la seule
méthode qui nous semble compatible avec notre art.

Nous sommes heureux que le nom de M. Velpeau la
protége de son autorité, car cette méthode est celle de la
réfrigération locale au moyen de la glace.

Dans l'application de cette méthode, point d'accidents
fâcheux possibles; j'oserais même dire point de dégoût,
ce qui est important. Il s'agit seulement du mode d'application qu'il convient d'adopter pour que la réfrigération
arrive assez profondément dans l'alvéole dentaire et y pro-
duise l'insensibilité nécessaire. C'est de ce procédé dont
l'instrument a déjà mérité l'attention de l'Académie impériale de médecine que nous nous occupons depuis longtemps et que nous venons, dans cette note, faire connaître à nos confrères et au public.

§ III.

Conclusions sur les anesthésies comparées.

Ce que nous avons dit jusqu'ici prouve d'une manière péremptoire :

1º Qu'entre l'anesthésie générale et l'anesthésie locale, le chirurgien dentiste a toutes les raisons pour adopter celle-ci de préférence à la première dans les besoins de son art ;

2º Qu'entre les divers modes d'anesthésie localisée, celle qui est produite par l'application topique de la glace sur la dent et sur la gencive, est celle qui doit arrêter le choix du chirurgien.

Nous avons la confiance d'avoir mis ces deux propositions au-dessus de toute contradiction. Il est loin de notre pensée de vouloir faire la critique de personne; il y a sans doute plusieurs de nos confrères aussi instruits qu'habiles qui éthérisent et chloroformisent leurs clients pour l'avulsion d'une dent. Persuadé qu'ils ne l'ont jamais fait sans une sorte d'appréhension, nous sommes porté à croire que dès qu'ils sauront qu'il existe un moyen d'anéantir la douleur de l'extraction par un procédé qui n'atteint que la partie qui supporte l'opération, ils s'empresseront de l'adopter et de le mettre en pratique.

C'est aussi pour eux et pour les services qu'ils rendent que nous allons exposer en détail la composition de l'appareil qui a été soumis en décembre dernier à l'Académie de médecine, et dont tous les journaux scientifiques nous ont fait l'honneur de reproduire la figure et la description succincte.

CHAPITRE IV.

Description de notre appareil d'anesthésie locale à la glace.

L'appareil dont nous donnons en tête de ce Mémoire le dessin même qu'ont reproduit les journaux de médecine, se compose :

1° D'un sac de gaze destiné à recevoir le mélange d'eau et de glace qui doit alimenter l'application réfrigérante sur la gencive et la dent malade.

2° Ce sac se trouve placé au-dessus d'un entonnoir qui en reçoit l'écoulement liquide perpétuel.

3° Cet entonnoir s'écoule lui-même dans un sac en caoutchouc qui fait réservoir et se termine par un tube de même substance, lequel a la longueur voulue pour que l'appareil repose sur une table. La pièce suivante atteint jusqu'à la bouche de la personne qui doit subir l'opération.

4° Arrivé dans la bouche, le tube s'élargit et se plie en forme de manchon, de manière à ce que la pièce puisse s'appliquer, comme une selle, sur la dent douloureuse.

5° Enfin, de là, le tube se continue en longueur, de façon à sortir de la bouche et à conduire au dehors dans un vase le liquide qui a servi à refroidir la gencive jusqu'à l'insensibilité.

§ I.

Jeu de l'appareil.

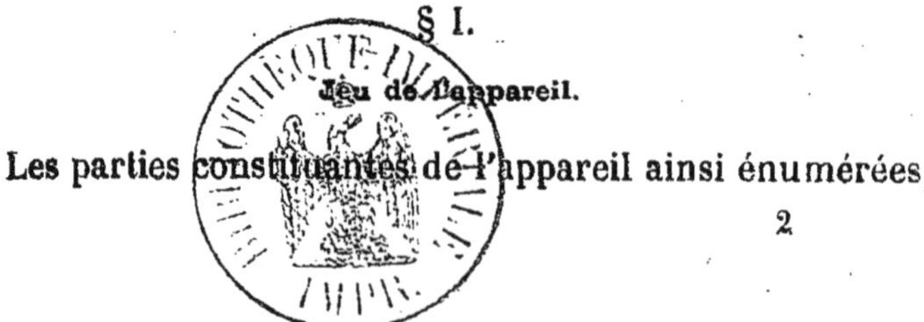

Les parties constituantes de l'appareil ainsi énumérées,

2

mettons-le en activité pour en faire mieux comprendre le mécanisme simplifié.

Le malade, assis sur le fauteuil ordinaire, et l'appareil disposé à portée, selon la longueur du tube, le premier soin est d'adapter le petit manchon aussi immédiatement que possible sur la dent et la gencive qu'il embrasse.

Cela fait, le mélange réfrigérant qui se liquéfie coule peu à peu dans l'entonnoir et de là dans le tube jusqu'au manchon. Ce manchon s'emplit de ce liquide à une température inférieure au zéro centigrade, et communique le froid produit à la gencive et aux nerfs qui font la sensibilité de la dent malade.

Comme la liquéfaction du mélange réfrigérant est continue, on comprend que le liquide est sans cesse renouvelé dans le manchon anesthésique, lequel se maintient ainsi à la température au-dessous de zéro.

Ce contact médiat d'un liquide froid sur un organe y produit l'effet d'un engourdissement qui finit, en moins de deux ou trois minutes, par amener l'insensibilité locale demandée par l'opérateur pour agir sans provoquer de douleur.

Tels sont la construction et le mécanisme de cet appareil, qu'on perfectionnera probablement dans la suite, mais qui nous suffit déjà dans notre pratique toutes les fois que nous jugeons son application utile.

§ II.

Office principal du manchon.

Nous devons, je crois, insister sur la pièce principale de cet appareil. Le manchon qui s'adapte sur la dent et em-

brasse la gencive aussi bas qu'il est possible, est un petit
sac aplati et recourbé, comme nous l'avons dit, en forme
de selle ; les parois de ce sac, où circule en passant le liquide froid, sont très-minces, de manière à ce que la basse
température du contenant se communique à la gencive ;
car c'est de cette communication parfaite que dépend, on
le comprend, le succès de l'anesthésie locale qu'on se pro-
pose.

La première idée qui vient au dentiste lorsqu'il a adopté
la réfrigération comme moyen d'anesthésie, serait d'appliquer un petit sachet de glace sur la dent ; mais, lorsqu'il
calcule qu'il faut deux ou trois minutes pour atteindre l'insensibilité des chairs alvéolaires de la dent, il voit que le
sachet s'échauffera à sa surface d'application et qu'il fau-
dra renouveler trop souvent le sachet. Ensuite, il faut
demander au patient une immobilité générale et locale
qu'on ne peut pas toujours exiger.

Enfin, celui qui voudra bien se rendre compte des diffi-
cultés pratiques que présente tout autre mode de réfrigération, verra que notre appareil subvient à tous les pe-
tits inconvénients et réalise tout ce qui est nécessaire pour
le but que doit se proposer le dentiste.

§ III.

Choix des substances réfrigérantes.

Pour ce qui concerne le mélange réfrigérant, il y a aussi
quelques considérations à émettre à cause des matériaux
que l'on met en réaction pour produire le froid. D'abord
il faut qu'ils soient sans action destructive sur la substance

végétale du caoutchouc qui sert de conducteur au liquide; ensuite, et en prévision de quelque rupture qui extravaserait ce liquide dans la bouche du malade, il faut que les matières employées ne soient ni trop désagréables ni nuisibles.

Ces deux raisons nous ont déterminé à choisir, entre tous les mélanges réfrigérants connus en chimie, celui qui est le plus vulgairement en usage, et dont les éléments sont le plus facilement à notre disposition; du reste, en donnant la préférence à la glace pilée avec le sel marin, nous ne faisions que suivre l'exemple et les conseils de M. Velpeau, auquel revient, comme nous l'avons dit, la méthode d'anesthésie localisée que nous n'avons fait ici qu'approprier à l'art du dentiste.

Il y a sans doute des mixtions frigorifiques d'une action plus intense : telle est celle dont la formule appartient à Orfila, qui ne cessait de la recommander aux chirurgiens.

Cette formule consiste à mêler parties égales de chlorhydrate d'ammoniaque et de nitrate d'ammoniaque avec une quantité suffisante d'eau ordinaire. Cette réaction produit un froid de 12° au-dessous de zéro; et Orfila faisait remarquer l'économie du procédé, en disant que les substances recueillies pouvaient servir de nouveau pour le même usage.

Mais les inconvénients que nous avons signalés se trouvent attachés à l'emploi de ce mélange, et les deux ou trois degrés au-dessous de zéro suffisant pour amener l'insensibilité voulue, nous persistons à croire que notre mélange de glace et de sel commun remplit mieux les conditions exigées dans le cas qui nous occupe.

CHAPITRE V.

Application heureuse de notre appareil aux douleurs odontalgiques.

Notre méthode de réfrigération peut avoir un autre avantage qui n'est pas à dédaigner par le dentiste ; c'est que, de même qu'il sert de moyen préalable pour arracher une dent, il peut servir quelquefois à conserver les dents.

L'anesthésie locale, en effet, n'est pas toujours employée pour les opérations chirurgicales; elle est employée aussi de nos jours à apaiser les douleurs qui nuisent au repos nécessaire à l'homme.

Celui donc qui voudra essayer l'effet de notre appareil sur une dent à l'état névralgique verra peut être des effets remarquables du froid sur la douleur. L'odontalgie n'est pas d'une autre nature probablement que toutes les autres névralgies du corps humain. Or il est d'expérience que les applications d'un froid intense sur le trajet d'un nerf ou sur le point douloureux ont souvent fait disparaître les douleurs.

Notre appareil pourra donc rendre quelques bons services sous ce nouveau rapport. Il est souvent, en effet, telle dent presque saine ou du moins bonne à conserver, qui fait souffrir ; c'est sur celle-là que je crois utile de proposer la pratique de notre appareil.

Nous publierons, dans un travail faisant suite à ce Mémoire, un certain nombre de cas d'anesthésie par notre

procédé, qui démontrent qu'appliqué à la préparation préalable de l'avulsion des dents, ou à calmer la douleur de
celles qu'on ne veut pas faire extraire, il doit rendre à
l'art du dentiste des services dont l'espoir seul nous dé-
dommage déjà des études et des dépenses que nous avons
faites pour sa découverte et sa construction.

CHAPITRE VI.

Avantages de notre méthode pour l'hémorrha-gie, la fluxion et l'inflammation des gencives.

Il nous reste à faire apprécier deux autres avantages de
notre méthode réfrigérante sur les conséquences ordinaires de l'avulsion des dents. Ces deux avantages portent
sur l'hémorrhagie et l'inflammation consécutives à l'opération.

On sait que l'hémorrhagie, qui peut dans certains cas de
fluxion inflammatoire de la bouche avoir quelque bon
résultat, n'est dans l'ordinaire qu'une suite assez désagréable de l'opération. Il n'est pas rare que le sang qui
sort de la plaie dure toute la journée, et même que du-
rant le sommeil cette hémorrhagie continue.

Pour de pareils cas et lorsque la déplétion sanguine
n'est point reconnue utile ni nécessaire, notre appareil à
réfrigération est destiné à rendre de véritables services.
Il est constaté que l'un des effets du froid est de resserrer les
tissus, de contracter les vaisseaux sanguins de petit cali-

bre, en un mot, de ralentir et de diminuer l'activité de la circulation. On sait, enfin, que les plaies qu'on fait sur les organes préalablement soumis à l'application de la glace jusqu'à l'état d'engourdissement et d'insensibilité locale saignent peu pour les raisons que nous venons d'indiquer. Cet effet doit se produire par conséquent sur la gencive et l'alvéole dentaire après l'application de notre appareil d'anesthésie localisée. La quantité de sang, toutes choses égales d'ailleurs, sera beaucoup moindre après l'extraction de la dent qui aura été préparée par notre procédé.

Pour ce qui regarde l'inflammation et la fluxion qui suivent l'avulsion des dents et autres opérations qu'on peut faire aux gencives, les expériences modernes, mais notamment celles que M. Baudens a fait connaître à l'Académie des sciences, ont mis hors de doute que les méthodes réfrigérantes rendent sous ce rapport de grands services à la médecine et à la chirurgie.

La glace, on peut le dire, est entrée comme un agent de première utilité dans la pratique médicale. Il est démontré aujourd'hui qu'on peut, au moyen de son application topique, faire avorter un travail fluxionnaire sur un point malade de la surface du corps, aussi bien qu'on peut y diminuer la force et les douleurs d'une inflammation dont les suites seraient à craindre.

Ainsi considérée, pour l'effet que produit le froid local sur un organe menacé d'inflammation, de fluxion ou d'hémorrhagie, notre méthode anesthésique au moyen de la glace nous semble destinée à servir le chirurgien dentiste en lui présentant tous les avantages que peut réclamer notre art.

Grâce à notre appareil, nous osons le dire, tous les inconvénients de l'extraction des dents, pour ce qui concerne la douleur inhérente à l'opération et pour ce qui en concerne les suites fâcheuses, telles que l'hémorrhagie et l'inflammation, sont vaincus. Notre méthode n'est pas seulement anesthésique, elle est encore préventive des conséquences ordinaires de l'avulsion. Elle est de plus un moyen de conserver les dents, lorsqu'elles font souffrir et qu'elles ne sont pas dans un état d'altération qui en indique l'utilité d'extraction.

§ I.

Conclusion de ce Mémoire.

En résumant sous le même coup d'œil les services que peut rendre à l'art dentaire la méthode d'anesthésie locale que nous avons l'honneur de soumettre à l'Académie impériale de médecine, nous disons :

1° Qu'elle supprime la douleur de l'extraction : c'est l'objet principal de son application.

2° Elle guérit les douleurs névralgiques dans les cas où l'on veut conserver les dents qui en sont la cause.

3° Elle modère l'hémorrhagie, et prévient les fluxions et l'inflammation qui suivent l'extraction.

CHAPITRE VII.

Mention de deux seules observations.

Nous pourrions, à l'appui de notre théorie, publier déjà un certain nombre d'observations pratiques propres à éncourager nos confrères à l'adopter. Nous n'en citerons que deux entre autres qui résument les deux principaux usages de notre anesthésie localisée.

La première observation se rapporte en effet à un cas d'anesthésie préparatoire à l'extraction de la dent ; la seconde se rapporte à la guérison de la douleur et à la conservation de la dent.

Première observation.

M. N., Polonais réfugié en France, nous fut adressé par un des grands médecins de Paris pour l'avulsion d'une grosse molaire inférieure.

Le sujet est d'une sensibilité telle que des syncopes ont suivi l'extraction antérieure de deux dents, et la pensée seule de l'instrument le fait frémir.

Nous lui proposons l'application de notre méthode anesthésique, qu'il accepte avec grand plaisir.

Après moins de deux minutes de l'impression locale du mélange réfrigérant, la dent et la gencive douloureuse peuvent être mises à l'épreuve, et manifestent assez d'insensibilité pour permettre l'opération.

En effet, l'extraction a lieu, et, malgré toutes les raisons de croire qu'elle aurait dû être fort douloureuse, M. N. ne sait comment nous témoigner sa surprise et sa reconnaissance.

L'opération ne l'a pas fait souffrir à peine, et rien pour lui ne peut faire comparer la douleur qu'il a éprouvée dans celle-ci à celle qu'il a éprouvée dans les opérations précédentes.

Deuxième observation.

M. le docteur F., médecin distingué de Paris, nous fit l'honneur d'avoir recours à nos soins au mois d'octobre dernier.

Les souffrances d'une odontalgie des plus intenses lui avaient fait prendre la résolution de se faire arracher la dent qui en était la cause.

Inspection faite de l'état de cette dent, elle nous parut assez saine pour être conservée quelque temps encore, et nous en donnâmes le conseil à M. le docteur F., mais la douleur présente, jointe au souvenir de celle qu'à diverses reprises il avait éprouvée, ne lui faisait point goûter notre avis. Il fallut donc céder aux instances de M. F.

C'était l'époque où nous cherchions un système d'appareil propre à appliquer la réfrigération anesthésique par la glace; celui que nous avons présenté à l'Académie n'était encore qu'à l'état d'ébauche.

Néanmoins, la proposition faite par nous et agréée par M. F., l'opération préparatoire fut commencée.

Dès la première impression du froid sur la dent, la douleur se changea en une sensation qui rappelle assez celle que l'on ressent lorsqu'on fait par la respiration un courant d'air frais sur la dent malade; mais cette sensation ne fut que passagère, et la suspension de la douleur odontalgique lui succéda.

Il suffit, dans ce cas, d'un courant d'eau froide qui ne marquait guère une température inférieure à zéro.

M. F. se reposa avec plaisir dans ce nouvel état, et après

deux minutes d'administration du froid par notre méthode, la résolution de se faire arracher la dent était mo-
difiée ; il goûta nos conseils de s'en tenir là pour la journée, renvoyant au lendemain l'opération définitive, si les
douleurs renaissaient pendant la nuit.

C'était en octobre, nous l'avons dit ; depuis cette date,
nous avons eu l'honneur de rencontrer M. le docteur F.,
qui n'a plus souffert depuis, et qui conserve sa dent.

APPENDICE.

Sur l'anesthésie locale au moyen du gaz acide carbonique.

Comme nous terminions la rédaction de ce Mémoire,
nous lisons dans les journaux de médecine une série d'expériences fort remarquables faites par M. le docteur Follin, avec le gaz acide carbonique.

L'objet de ces études n'est pas l'anesthésie proprement
dite, telle qu'on la produit pour une opération chirurgicale ;
M. Follin n'a en vue que de calmer les douleurs qui pro-
viennent des ulcérations cancéreuses et autres de nature
nerveuse.

Remontant à l'origine de ces applications gazeuses,
l'expérimentateur moderne signale les travaux des médecins anglais qui, à la suite de Beddoes, reconnurent à
l'acide carbonique la propriété de stupéfier les organes

atteints de lésions graves des tissus, et d'en éteindre les souffrances les plus aiguës.

Les résultats surprenants obtenus par M. Follin nous ont inspiré la pensée d'expérimenter son appareil et sa combinaison pour produire le dégagement gazeux sur quelques cas particuliers d'odontalgie.

Sans nous prononcer encore concernant l'usage qu'on peut faire des injections de gaz acide carbonique dans l'art dentaire, nous sommes porté à penser que, dans les cas où l'odontalgie tient à l'exposition de l'extrémité du nerf de la dent à l'air extérieur, cette application peut être d'un grand secours.

Nous nous proposons d'établir un appareil spécial, terminé par un tube assez délié pour pénétrer dans la carie et y produire probablement un meilleur effet que la cautérisation qu'on emploie en pareil cas; car c'est, selon nous, aux cas de carie dentaire qu'on traite par les acides et autres substances violentes que les injections de gaz acide carbonique sont réservées. Ce gaz d'ailleurs produit aux surfaces ulcérées un effet assez analogue à celui de la cautérisation; il déterge en outre et s'oppose à l'altération des matières morbides sécrétées par les surfaces.

De l'adhésion moléculaire et de l'écaille pour remplacer les supports métalliques pour les dents et les dentiers artificiels.

Après la conservation des dents et leur extraction, quand elle est jugée nécessaire, ce qui appelle surtout l'attention du dentiste , c'est sans contredit l'art de faire et d'appliquer les dents et les pièces artificielles.

Depuis 1849, j'ai publié deux éditions nombreuses d'un Mémoire dans lequel j'ai fait connaître , aux médecins et au public , un nouveau système de prothèse fondée sur l'adhésion moléculaire (1). Cette propriété physique des surfaces en contact, qui n'avait pas encore été utilisée par l'art dentaire, devait être appréciée sitôt qu'elle serait signalée, comme un moyen d'innovation heureuse.

Le public et les médecins, en effet, nous ont su gré de nos efforts , et leurs témoignages de satisfaction nous ont servi d'encouragement pour perfectionner encore, s'il est possible , le système que nous venions introduire en France.

Aujourd'hui nos travaux sont connus, il est donc inutile d'insister sur ce sujet ; mais depuis cinq ans en possession à Paris d'un brevet d'invention pour une modification de la plus haute importance, je m'applique avec un honorable succès à faire sentir les avantages que l'art dentaire doit trouver à remplacer les pièces de soutien qu'on fait d'or , d'argent, ou de platine, par des plaques d'*écaille de tortue* , la plus distinguée de toutes les substances.

L'écaille de tortue véritable , que nous employons comme support des dents artificielles, réunit toutes les conditions de l'art, et n'a aucun des inconvénients des plaques métalliques dont nous avons parlé. L'écaille est lé-

(1) Ce mémoire est intitulé : *Un Mot sur un nouveau système de prothèse dentaire et sur les avantages des dentiers anglais*, par M. J. B. George, dentiste à Paris.

gère, flexible, sans goût, inaltérable ; son aptitude à l'adhésion est parfaite; c'est, enfin, une matière organique, ce qui dit mieux sa supériorité sur les métaux ; en sa qualité de mauvais conducteur, elle n'est jamais froide.

Le médecin qui comparera par la pensée les pièces d'écaille aux pièces métalliques, et les personnes délicates et nerveuses qui les mettront successivement à l'épreuve, verront en vérité qu'il n'est pas de comparaison possible entre ces deux matières, et que l'écaille doit dorénavant être substituée à l'or et au platine toutes les fois que le dentiste pourra faire cette substitution.

TABLE DES MAITÈRES.

Paris. — Typ. Walder, rue Bonaparte, 44

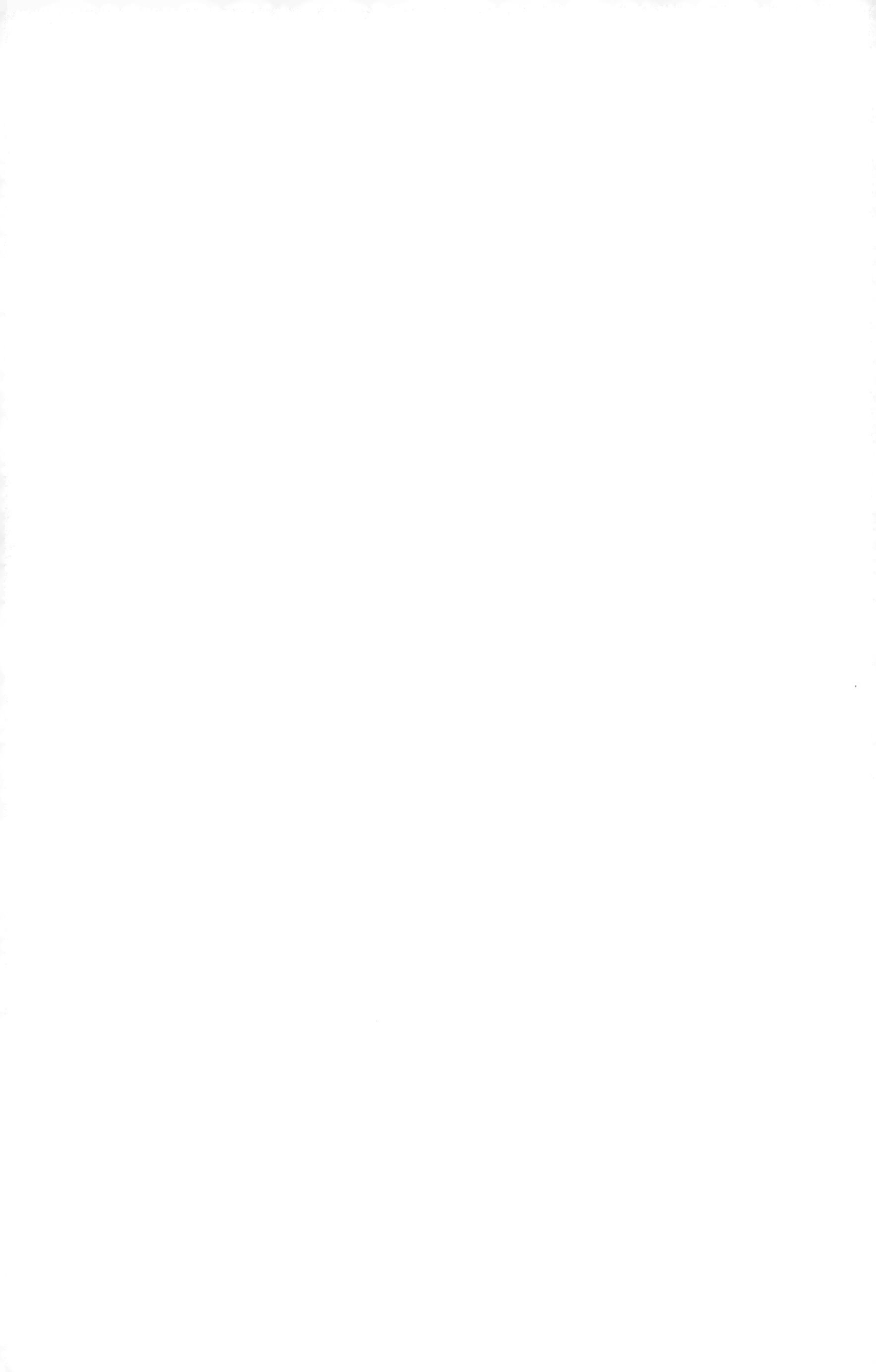

www.ingramcontent.com/pod-product-compliance
Ingram Content Group UK Ltd.
Pitfield, Milton Keynes, MK11 3LW, UK
UKHW021023120726
13693UKWH00005B/2167